SUR GRIN VOS CONNAISSANCES
SE FONT PAYER

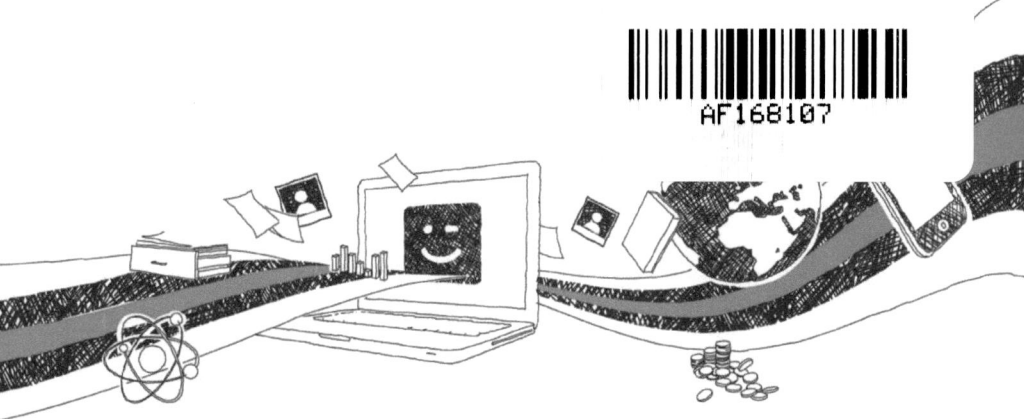

AF168107

- Nous publions vos devoirs
  et votre thèse de bachelor et master

- Votre propre eBook et livre –
  dans tous les magasins principaux du monde

- Gagnez sur chaque vente

Téléchargez maintentant sur www.GRIN.com
et publiez gratuitement

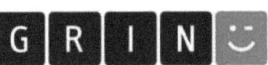

Déterminants de la maternité précoce dans la ville de Kamina

Etude menée au quartier Congo

Pierre Ndaya Kalemba

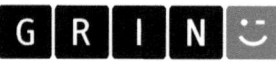

Bibliographic information published by the German National Library:

The German National Library lists this publication in the National Bibliography; detailed bibliographic data are available on the Internet at http://dnb.dnb.de.

ISBN: 9783346777362
This book is also available as an ebook.

Print and binding: Books on Demand GmbH, Norderstedt, Germany
Printed on acid-free paper from responsible sources.

The present work has been carefully prepared. Nevertheless, authors and publishers do not incur liability for the correctness of information, notes, links and advice as well as any printing errors.

GRIN web shop: https://www.grin.com/document/1280497

Déterminants de la maternité précoce dans la ville de Kamina

« Etude menée au quartier CONGO »

Auteur : NDAYA KALEMBA Pierre

0. INTRODUCTION

0.1. Etat de la question

La grossesse chez l'adolescente est devenue un problème important de santé publique, aussi bien dans les pays en développement que dans les pays industrialisés, vu l'augmentation significative du taux de fécondité en dessous de 18 ans, et les risques importants médicaux, psychologiques et sociaux auxquels sont exposés à la fois la mère et l'enfant. Car le risque inhérent à ces grossesses n'est pas tant médical que social, avec des conséquences médicales éventuelles (OMS, 2014).

Cependant, l'OMS considère comme précoce, toute maternité survenue chez fille en pleine période de l'adolescence (OMS, 2002). l'adolescence est la période de l'évolution de l'individu de la puberté à l'âge adulte, elle est définit selon l'organisation mondiale de la santé par un âge inférieur ou égal à 19ans (OMS, 1998).

On estime à près de 16 millions d'adolescentes dans le monde, âgées entre 15 et 19 ans, et mettant des enfants au monde chaque année. Statistiquement, on estime qu'une adolescente sur cinq a déjà eu un enfant à l'âge de 18 ans. En d'autres termes, 2 millions de jeunes filles âgées de moins de 15 ans accouchent chaque année au monde. Il sied de signaler que 95 % de ces naissances ont lieu dans des pays à revenu faible ou moyen, plus précisément au sein des populations pauvres, peu instruites et rurales (OMS, 2014). Dans ces régions, les complications liées à la grossesse ou à l'accouchement sont l'une des principales causes de décès pour les adolescentes (Unicef, 2014).

D'après des recherches, une certaines association est établie entre la maternité précoce et certains déterminants pouvant être soit communautaire, individuel et aussi psychologique. C'est ainsi que selon l'étude de NZAOU BOUANGA (2013), il a été démontré que Culture d'origine (OR=1,3 IC à 95 [1-2]), le Faible niveau d'étude (OR=3 IC à 95 [1-7]), la Mauvaise intégration sociale (OR=0,2 IC à 95 [0,01-0,7]) ainsi que le modernisme (OR=2 IC à 95 [1-4]) restent les déterminants pouvant donner lieu à la maternité précoce au sein des ménages du Tchad.

Quant à **ONDOUA OWOUTOU (2015)**, dans les zones rurales de Yaoundé la précocité de la maternité est directement fonction de pression pour avoir les rapports sexuels précoces (OR=5 IC95% [2-9]), de manque de dialogue parent-enfant (manque d'éducation) (OR=2 IC95% [1-4]) ; de la promiscuité (OR=1 IC95% [0,6-4]) ; ainsi que de viol dans les zones en insécurité (OR=0,05 IC95% [0,6-4]).

Le taux de natalité moyen chez les adolescentes des pays à revenu faible ou moyen est plus de deux fois supérieure à celui des adolescentes des pays à revenu élevé. La proportion de naissances qui ont lieu au cours de l'adolescence est d'environ 2% en Chine, 18% en Amérique latine et dans les Caraïbes, et de plus de 50% en Afrique subsaharienne. La moitié de toutes les naissances chez des adolescentes surviennent dans sept pays seulement : le Bangladesh, le Brésil, les États-Unis d'Amérique, l'Éthiopie, l'Inde, le Nigéria et la République Démocratique du Congo. Toutefois, la proportion des jeunes filles qui sont enceintes avant l'âge de 15 ans varie énormément même, au sein de la région – en Afrique subsaharienne, par exemple, le taux est de 0,3% au Rwanda contre 12,2% au Mozambique **(OMS, 2017)**.

Par ailleurs l'organisme PAI démontre qu'aux USA, environ 35 % des adolescentes ont un enfant avant 18 ans, soit deux fois et demi le taux observé en Europe et plus du double du taux moyen d'autres pays, pendant qu'en France, environ 18.000 mineurs se sont retrouvées enceintes en 2010. En Allemagne, 427 filles déclarent avoir fait une maternité précoce **(PAI, 2011)**. Au Pérou, le taux de grossesses précoces est près de six fois plus élevé chez les adolescentes issues des familles les plus pauvres par rapport aux adolescentes issues des familles les plus riches (OR=6 IC à 95% = [3-8]) **(ONU, 2004)**.

L'Afrique continent hébergeant la part importante des pays en voie de développement connais une situation très anormale en rapport avec la maternité précoce des taux les plus élevés du monde y sont constaté. Toutefois, la proportion des jeunes filles qui sont enceintes avant l'âge de 15 ans varie énormément même, En Afrique subsaharienne, par exemple, le taux est de 0,3% au Rwanda contre 12,2% au Mozambique **(OMS, 2017)**.

C'est ainsi que plus de la moitié des jeunes filles sont mariées à l'âge de 18 ans au Bangladesh, au Burkina Faso, au Tchad, au Mozambique et au Népal, et plus de 40 % le sont en Ethiopie, en Inde, au Malawi, au Niger et au Yémen**(Unicef, 2014)**.

Un accouchement très précoce, en dessous de l'âge de 16 ans, est également associé au mariage des enfants. Au Bangladesh, au Cameroun, au Libéria, au Malawi, au Mali, au Niger et au Nigéria, des pays ou les mariages précoces sont courants, 8 à 15 % des jeunes filles ont eu un enfant à l'âge de 15 ans. Au Bahreïn, 18 à 20 % des adolescentes commencent à procréer avant l'âge de 16 ans. Au Koweït, 40 % des mères accouchant à l'hôpital avaient moins de 16 ans **(Pourchez L, 2011).**

Dans le cas des grossesses précoces, plusieurs facteurs peuvent être pris en considération, notamment les facteurs environnementaux (a), liés à la situation socioéconomique, sociodémographique et culturelle de la jeune fille, mineure ou adolescente, les facteurs psychologiques (b), ainsi que les facteurs socioculturels et politiques (c) **(Kitoto M, 2018).**

Et la République Démocratique du Congo l'un des pays en voie de développement, connait une situation selon laquelle, lors d'une journée de réflexion sur les grossesses non désirées chez les jeunes filles, 27% de filles de 15 à 19 ans y étaient enceintes. Et cette statistique négligeable par la population fait que sur le plan santé publique ce phénomène soit considéré comme un problème majeur avec son ampleur, et son déséquilibrage de la santé de la mère et de l'enfant.

Selon les statistiques officielles de la radio Okapi publiées en 2017, au moins 36 % des grossesses en république démocratique du Congo, proviennent des adolescentes. D'après les spécialistes, le manque d'informations et la faible utilisation des moyens de contraception sont à la base de ces grossesses. (www.Radiookapi.fr. en ligne).

0.1. Problématique

Dans le monde entier, plus de 500 millions d'adolescents se réveillent tous les matins en bute aux problèmes de l'adolescence; dont la découverte de la sexualité n'est pas la moins importante avec ses corollaires de grossesses non désirées et des maladies sexuellement transmissibles, y compris le VIH/sida **(FNUAP, 1997).**

En Belgique, le taux d'avortement serait approximativement de 2,1 pour mille adolescentes (10-17 ans) (chiffres de 2002, **Beghin et al., 2006).** Le taux de naissance serait également de 1 à 2 pour mille **(Beghin et al., 2006).**

D'après le **FNUAP (2000),** «chaque année, plus de 14 millions d'adolescentes accouchent et bien souvent ces grossesses ne sont pas désirées ». Bien que la fécondité des adolescentes soit commune à toutes les sociétés, c'est en Afrique qu'il paraît la plus dramatique.

Ce phénomène peut se traduire par une augmentation du nombre d'enfants de la rue et des mères célibataires avec toutes les difficultés que cela comporte : difficultés financières, difficultés d'éducation des enfants, difficultés de trouver un mari. En effet, certaines de ces grossesses résultent de relations avec des hommes plus âgés qui offrent aux filles, contre les rapports sexuels, des cadeaux et de l'argent pour payer leurs frais de scolarité. L'assistance est souvent de courte durée parce que l'homme, habituellement marié, disparaît lorsque l'adolescente devient enceinte. D'autres grossesses résultent d'abus sexuels (**Kuate-Defo, 1998**).

En Afrique, les grossesses précoces sont la première cause de mortalité chez les 15 à 19 ans, et la première cause de mortalité infantile. Ces décès sont généralement causés par le manque de centres de santé pour suivre ces grossesses à risque, ou d'argent pour y accéder (**Unicef, 2014**).

En général environ 25 à 50 % des adolescentes ont un enfant avant 18 ans, soit trois fois et demi le taux observé aux Etats Unis et plus du double du taux moyen d'autres pays en développement (**PAI, 1999**) avec cependant des disparités à l'intérieur des pays. Ainsi, selon les résultats des enquêtes démographiques et de santé réalisées dans quelques pays d'Afrique, la proportion des adolescentes enceintes ou ayant au moins un enfant avant 20 ans se présente comme suit : Cameroun (1997-1998) avec 50,0% ; Centrafrique (1994-1995) avec 67,6% ; Côte d'Ivoire (1994) avec 67, 1% ; Tchad (1996-1997) avec 68, 1%.

Cependant, la maternité précoce engendre des complications très négatives pour les enfants, d'aucuns n'ignorent que les enfants nés de mères très jeunes ont des risques élevés de morbidité et de mortalité. En effet, les adolescentes sont plus susceptibles que les femmes plus âgées de donner naissance à des bébés prématurés ou de petits poids (moins de 2500 grammes), voire de très petits poids (moins de 1500 grammes), ce qui est un très grand risque pour la vie du bébé. Les bébés nés prématurément ont des risques supplémentaires de mortalité néonatale ou périnatale (morts intervenant durant ou juste après la naissance) (**OMS/UNFPA, 2007**).

En République Démocratique du Congo actuellement la situation va de mal en pire, d'après les statistiques fournies par l'**EDS (2014)** plus de 46% des femmes de 20-49 ans avaient déjà eu leurs premiers rapports sexuels à 16 ans et 95% à 22 ans; parmi les femmes de 25-29 ans, seulement 2% d'entre elles n'avaient jamais eu des rapports sexuels. Et en utilisant comme indicateur de la sexualité précoce, la proportion des adolescentes ayant déjà eu leur premier rapport sexuel on se rend compte que la maternité précoce a un taux non négligeable dans cette région.

La ville de Kamina notre milieu de recherche ne se trouve pas épargnée de cette situation, **Francine KABINGA (2020)** dans sa recherche sur la fréquence de la maternité précoce dans la ville de Kamina raconte que sur les 384 accouchements constituant son échantillon de recherche, 60,63% avaient l'âge supérieur à 18 ans, alors que 30,38% des sujets avaient l'âge inférieur ou égal à 18, un pourcentage qui ne sera pas léger quand il s'agira de la généralisation sur la population totale.

0.2. Questions de recherche

Au rager de la problématique précédente, nous nous sommes posé quelques questions autour desquelles tournera notre étude, il s'agit de :

- ➢ Quel est la prévalence de la maternité précoce ?
- ➢ Quels sont-les déterminants de la maternité précoce dans la ville de Kamina ?
- ➢ Quels sont alors les conséquences de cette précocité ?

0.3. Hypothèses

En termes d'hypothèses nous avons retenu que la maternité précoce est expliquée par les déterminants suivants :

- ➢ Les déterminants sociaux démographiques (milieu de vie, niveau d'instruction, profession, statut matrimonial des parents de la fille. Etc.) ;
- ➢ Les facteurs environnementaux (pauvreté matérielle, la précarité des conditions de vie, les faibles revenus, Etc.) ;
- ➢ Les facteurs socioculturels et politiques (influence culturelles, religions, pratiques de sectes. Etc.).

0.4. Objectifs de l'étude

a. Objectif général

L'étude a pour objectif d'améliorer l'état de santé de la femme en âge de procréer.

b. Objectifs spécifiques

Et sur le plan spécifique, nous avons comme objectifs de :

➤ Déterminer la prévalence de la maternité précoce au sein du quartier Congo dans la ville de Kamina ;

➤ Identifier les différents déterminants de la maternité précoce au sein de ce quartier.

0.5. Choix et intérêt du sujet

Selon l'*OMS (2007)*, Il est estimable que le risque de mortalité maternelle liée à l'accouchement est dans beaucoup de pays deux fois plus élevé pour les adolescentes âgées de 15 à 19 ans que pour les femmes plus âgées. Cependant, près de 16 millions d'adolescentes dans le monde, âgées entre 15 et 19 ans, mettent des enfants au monde chaque année. Statistiquement, on estime qu'une adolescente sur cinq a déjà eu un enfant à l'âge de 18 ans. En d'autres termes, 2 millions de jeunes filles âgées de moins de 15 ans accouchent chaque année au monde. Il sied de signaler que 95 % de ces naissances ont lieu dans des pays à revenu faible ou moyen, plus précisément au sein des populations pauvres, peu instruites et rurales **(OMS, 2014)**

Il a été pour nous urgent d'opérer un choix sur ce sujet en vue d'établir les liens statistiquement expliqués entre la maternité précoce et ses différents déterminants, dans un intérêt non seulement scientifique, mais aussi communautaire et pratique.

0.6. Méthodologie

Il s'agit d'une étude descriptive transversale et analytique dans une enquête prospective soutenue par un questionnaire pré établi.

0.7. Délimitation temporo spéciale du travail

Notre étude s'est effectuée en république démocratique du Congo, dans la province du Haut-Lomami, ville de Kamina, précisément au sein du quartier Congo.

Et cela pendant une période allant du mois de février au mois de septembre de l'an 2021.

I. METHODOLOGIE

1.1. Matériels et méthodes

1.1.1 Matériels

Nous avons usé de femmes en maternité, de l'ordinateur et plus comme matériels pouvant nous accompagner tout au long de notre recherche.

1.1.2. Méthodes

1. Type d'étude

Nous avons mené une étude transversale analytique portant sur les déterminants de la maternité précoce au sein du quartier Congo.

2. Population d'étude

Notre population d'étude est constituée de l'ensemble de femme en maternité au sein de l'aire de santé Congo, soit 685 femmes et parmi celles-ci, nous avons identifié celles qui y sont entrées précocement en vue de calculer leur prévalence et identifier les déterminants de leur maternité précoce.

3. Taille de l'échantillon

Nous avons opté pour un échantillon estimé de 400 femmes en maternité pour mener notre étude.

4. Echantillonnage

Vu que les femmes constituant notre population d'étude étaient bien identifiables, nous avons procéder par l'échantillonnage aléatoire systématique pour sélectionner les sujets pouvant faire partie de notre échantillon de recherche. Le pas de sondage calculé était de :

$$I = \frac{N}{n} = \frac{685}{400} = 2$$ d'où une taille

l'échantillon de 400 femmes en maternité.

5. Critères de sélection

Est incluse dans notre population d'étude, toute femme en maternité habitant l'aire de santé Congo depuis 6 mois et dont les données ont été mises à notre disposition lors de notre passage sur terrain.

6. Techniques de collecte des données

La collecte des données dans notre recherche a été faite sur base d'un questionnaire préétabli et paramétré sous format électronique dans l'outil ODK (Open data Kit) version 5.2.

7. Gestion des données

Nos données collectées à l'aide de l'outil ODK (Open data Kit) nous ont été fournies sous une base de données Excel (97-2003) pour des éventuelles analyses à l'aide du logiciel Epi-Info 2.3.3.23. Et pour les analyses bi variées, notre risque d'erreur a été réglé à 5% (0,05) d'où le Z et notre intervalle de confiance était toujours calculé à 95%. Et

Ainsi, étant donné qu'il s'agit d'une étude transversale analytique, nous avons utilisé le rapport de prévalence (RP), l'odds ratio brut (OR_b) et l'odds ratio ajusté (OR_{aj}) comme mesures épidémiologiques.

8. Considérations éthiques

Pour le respect de la personnalité et la dignité des sujets sur lesquelles les données ont été collectées, les démarches scientifiques nous obligé de commencer par obtenir les autorisations de la part des autorité de l'entité d'étude, en vue de leur présenter le bien fondé de notre recherche, tout en insistant sur la confidentialité des données et aussi sur le fait que les données collectées ne seront utilisées que pour des fins scientifiques. C'est ainsi que nous avons obtenu leur consentement libre et avons procédé à la collecte des données.

9. Variables d'étude

Notre étude a retenu les variables suivantes :

> *VARIABLE EXPLIQUEE*
  ✓ *Maternité précoce (Age de la mère à la première grossesse)*
> *VARIABLES EXPLICATIVES*
  - *Variables quantitatives*
  ✓ *Age du sujet*
  ✓ *Age du mari*
  ✓ *Ancienneté dans le mariage*
  ✓ *Gestité*
  ✓ *Parité*
  ✓ *Nombre d'enfants vivants*
  ✓ *Nombre d'avortements*
  ✓ *Poids de naissance du premier nouveau-né*

  - *Variables qualitatives*
  ✓ *Statut matrimonial du sujet*
  ✓ *Type du couple*
  ✓ *Niveau d'instruction de la femme*
  ✓ *Niveau d'instruction du mari*
  ✓ *Profession du mari*
  ✓ *Type d'accouchement à la première naissance*

✓ *Devenir du nouveau-né*

✓ *Evolution de la mère*

✓ *Déterminants d la maternité précoce*

10. Difficultés rencontrées et pistes de solution

Comme tout autre recherche, la nôtre s'est confrontée aux difficultés d'ordre financière et celle liées au temps pour de démarches sur terrains. Mais suite à notre détermination et notre objectivité, nous avons pu surmonter ces difficultés et nous avons pu atteindre nos objectifs.

II. RESULTATS

Tableau I : Répartition de sujets selon l'âge

Tranche d'Age	Fréquence	Pourcentage
14 à 34 ans	285	71,25
35 à 54 ans	101	25,25
55 à 74 ans	14	3,5
Total	400	100

Il ressort de ce tableau que 71,25% des sujets sont âge de 14 à 34 ans, alors que seulement 3,5% de sujets sont âgés de 55 à 74 ans.

Tableau II : Répartition de sujets selon l'état matrimonial

Etat matrimonial	Fréquence	Pourcentage
Célibataire	80	20
Mariée	320	80
Total	400	100

Ce tableau stipule que 80% de femmes enquêtes sont mariés alors que 20% de femmes sont célibataires.

Tableau III : Répartition de sujets selon le type de couple

Type de couple	Fréquence	Pourcentage
Monogamique	272	85,27
Polygamique	47	14,73
Total	320	100

Ce tableau montre que 85,27% de sujets sont dans des couples monogamiques, alors que 14,73% de sujets sont dans des couples polygamiques.

Tableau IV: Répartition de sujets selon niveau d'instruction de femme

Niveau d'instruction de la femme	Fréquence	Pourcentage
Analphabète	42	10,5
Primaire	168	42
Secondaire	179	44,75
Universitaire	11	2,75
Total	400	100

Il ressort de ce tableau que 44,75% de sujets ont un niveau d'étude secondaire, alors seulement 2,75% de sujets ont niveau d'étude universitaire.

Déterminants de la maternité précoce

La figure ci-dessous indique que 53,13% de sujets sont mariés à des hommes de niveau d'étude secondaire, alors que seulement 7,5% des sujets étaient mariés à des hommes analphabètes.

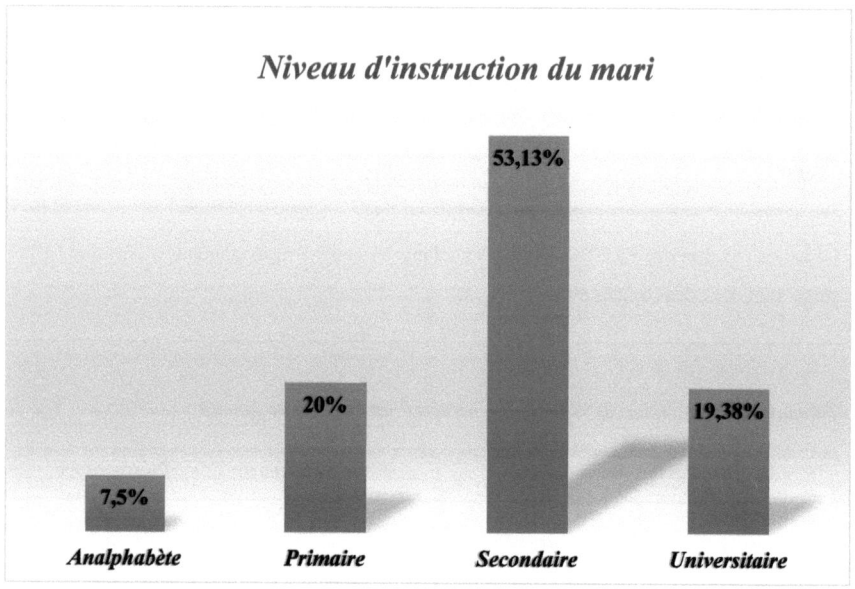

Figure 1 : Répartition de sujets selon le niveau d'instruction du mari

Tableau V : Répartition de sujets selon les tranches d'Age de maris

Tranche d'âge du mari	Fréquence	Pourcentage
De 16 à 35 ans	202	63,13

Déterminants de la maternité précoce

De 36 à 56 ans	101	31,56
De 57 à 80 ans	17	5,31
Total	320	100

Ce tableau stipule que la tranche d'âge de 16 à 36 ans es la plus fréquente dans notre étude avec 63,13%, alors que celle de 57 à 80 ans reste la moins fréquente dans l'étude.

Tableau VI: Répartition de sujets selon la profession de maris

Profession du mari	Fréquence	Pourcentage
Avec profession	221	69,06
Sans profession	99	30,94
Total	320	100

Ce tableau démontre que 69,06% de maris ont une profession, alors que 30,94% de sujets sont sans profession.

Tableau VII : Répartition de sujets selon l'ancienneté dans le mariage

Ancienneté dans le mariage	Fréquence	Pourcentage
< 5 ans	104	32,5
>= 5 ans	216	67,5
Total	320	100

Il ressort de ce tableau que 67,5% de sujets ont 5 ans et plus dans le mariage, alors que 32,5% de sujets ont moins de 5 ans dans le mariage.

Tableau VIII: Répartition de sujets selon la géstité

Gestité	Fréquence	Pourcentage
Grande multigeste (7 fois et plus)	99	24,75
Multigeste (4 à 6 fois)	115	28,75
Paucigeste (2 à 3 fois)	186	46,5
Total	400	100

Selon ce tableau, les femmes paucigestes sont les plus fréquentes dans l'étude avec 46,5%, alors que 24,75% de femme sont de grandes mlultigestes.

Tableau IX: Répartition de sujets selon la partité

Parité	Fréquence	Pourcentage
Grande multipare (7 fois et plus)	60	15,08
Multipare (4 à 6 fois)	112	28,14
Paucipare (2 à 3 fois)	105	26,38

Primipare (1 fois)	123	30,4
Total	400	100

Selon ce tableau, 30,4% de femmes sont multipares, alors que 15,08% de femmes sont des grandes multipares.

Tableau X : Répartition de sujets selon le nombre d'enfants en vie

Nombre d'enfants en vie	Fréquence	Pourcentage
Pas d'enfants en vie	15	3,75
1 à 3 enfants	205	51,25
4 à 6 enfants	114	28,5
7 à 10 enfants	66	16,5
Total	400	100

Il ressort de ce tableau que 51,25% de femmes enquêtées ont 1 à 3 enfants en vie, alors que 3,75% de femmes n'ont pas d'enfant en vie.

Tableau XI: Répartition de sujets selon le nombre d'avortements

Nombre d'avortements	Fréquence	Pourcentage
Aucun n'avortement	247	61,75
1	122	30,50
2	25	6,25
3	5	1,25
5	1	0,25

Déterminants de la maternité précoce

| Total | 400 | 100 |

Selon ce tableau, 61,75% de femmes n'ont jamais connu d'avortements réalisé, alors que 0,25% de femmes en ont déjà connu 5.

Tableau XII: Répartition de sujets selon l'âge de la mère à la première grossesse

Age de la mère à la première grossesse	Fréquence	Pourcentage
> 18 ans	133	33,25
≤ 18 ans	267	66,75
Total	400	100

Il ressort de ce tableau que 66,75% de mères avaient 18 ans et moins lors de leurs première grosse, alors que 33,25% de mères avaient plus de 18 ans à la première grossesse.

Tableau XIII : Répartition de sujets selon le type d'accouchement à la première naissance

Type d'accouchement à la première naissance	Fréquence	Pourcentage
Dystocique	61	15,25
Eutocique	339	84,75
Total	400	100

Il ressort de ce tableau que 84,75% de femmes avaient réalisé des accouchements eutociques, alors que 15,25% de femmes avaient réalisées des accouchements Dystociques lors de la première naissance.

Tableau XIV : Répartition de sujets selon le poids de naissance du premier nouveau-né.

Poids de naissance du premier nouveau-né	Fréquence	Pourcentage
< 2500 g	58	14,5
≥ 2500 g	342	85,5
Total	400	100

Il ressort de ce tableau que 85,5% de sujets avaient des enfants de 2500g et plus au premier accouchement, alors que 14,5% de sujets en avaient de moins de 2500g.

Tableau XV : Répartition de sujets selon le devenir du nouveau-né

Devenir du nouveau-né	Fréquence	Pourcentage
Bon	296	74

Mauvais	104	26
Total	400	100

Ce tableau stipule que 74% d'enfants au premier accouchement avaient un bon devenir, alors que 26% d'enfants avaient un mauvais dévié.

Il ressort de la figure ci-dessous que 80% de sujets mères avaient une bonne évolution, alors que 20% de sujets avaient une mauvaise évolution.

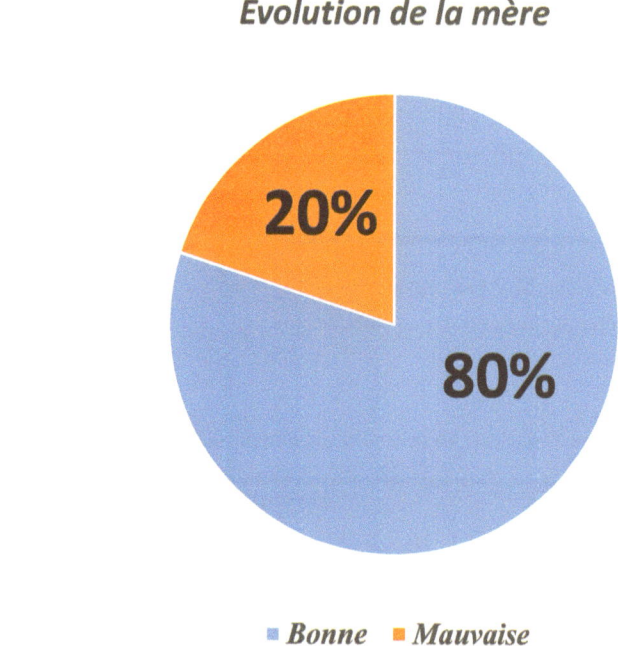

Evolution de la mère

■ *Bonne* ■ *Mauvaise*

Figure 2: Répartition de sujets selon l'évolution de la mère

Tableau XVI: Rapport de prévalence de la maternité précoce associée aux différentes caractéristiques.

	Maternité précoce			
	Oui	Non	RP	IC à 95% de RP
✓ **Niveau d'instruction de la femme**				
Non instruit	125	233		
Instruit	8	34	1,8	[0,97 ; 3,47]
✓ *Culture d'origine*				
Oui	128	258		
Non	5	9	0,9	[0,5 ; 1,9]
✓ *Mauvaise intégration sociale*				
Oui	132	228		
Non	1	39	14,7	[2,1 ; 102]
✓ *Pression pour avoir le premier rapport sexuel*				
Oui	130	208		
Non	3	59	7,9	[2,6 ; 24,7]
✓ *Manque de dialogue parent enfant*				
Oui	127	220		
Non	6	47	3,2	[1,5 ; 6,9]
✓ *Manque de loisir*				
Oui	131	248		
Non	2	19	3,6	[0,9 ; 13,7]
✓ *Désir d'avoir les enfants*				
Oui	112	214		
Non	21	53	1,2	[0,8 ; 1,8]
✓ *Mauvaise perception des méthodes contraceptives*				
Oui	127	227		

Non	6	40	2,8	[1,3 ; 5,9]
✓ *Mauvaise perception des rôles des femmes*				
Oui	42	236		
Non	91	31	0,2	[0,1 ; 0,3]

Après ajustement du rapport de prévalence (RP), il ressort de ce tableau que, la maternité précoce est 2 fois (IC 95% [0,5 ; 1,9]) plus fréquent chez les femmes non instruites que chez celles qui sont instruites, 1 fois (IC 95% [0,5 ; 2,2]) plus fréquent chez les filles influencées par la culture d'origine que celles qui ne le sont pas, 15 fois (IC 95% [2,1 ; 102]) plus fréquent chez les femmes ayant une mauvaise intégration sociale que chez celles qui n'en ont pas, elle est 8 fois (IC 95% [2,6 ; 24,7]) plus fréquent chez les femmes ayant reçu une pression pour avoir le premier rapport sexuel, 3 (IC 95% [1,5 ; 6,9]) fois plus fréquent chez les femmes issues des familles avec manque de dialogue parent enfant, 3 fois (IC 95% [0,9 ; 13,7]) plus fréquent chez les femmes sans loisir que chez celles ayant de loisir, 1 fois (IC 95% [0,8 ; 1,8]) plus fréquent chez les femmes ayant le désir d'avoir les enfants que celles n'en ayant pas, 3 fois (IC 95% [1,3 ; 5,9]) plus fréquent chez les femmes ayant une mauvaise perception des méthodes contraceptives, et 0,2 fois (IC 95% [0,1 ; 0,3]) plus fréquent chez les femmes issues de familles où il y a une mauvaise perception des rôle de la femme que celles issues de familles n'ayant pas cette mauvaise perception.

Tableau XVIII : Association entre la maternité précoce et différents facteurs influençant

		Maternité précoce				
		Oui	Non	Odds Ratio	IC à 95% de OR	P-Value
✓	Niveau d'instruction de la femme					
Non instruit		125	233	2,3	[1,02 ; 5,08]	<0,05
Instruit		8	34			
✓	Culture d'origine					
Oui		128	258	0,9	[0,3 ; 2,7]	>0,05
Non		5	9			
✓	Mauvaise intégration sociale					
Oui		132	228	22,6	[3,1 ; 166,3]	<0,05
Non		1	39			
✓	Pression pour avoir le premier rapport sexuel					
Oui		130	208	12,3	[3,8 ; 40,02]	<0,05
Non		3	59			
✓	Manque de dialogue parent enfant					
Oui		127	220	4,5	[1,9 ; 10,9]	<0,05
Non		6	47			
✓	Manque de loisir					
Oui		131	248	5	[1,2 ; 21,9]	<0,05
Non		2	19			
✓	Désir d'avoir les enfants					
Oui		112	214	1,3	[0,8 ; 2,3]	>0,05
Non		21	53			
✓	Mauvaise perception des méthodes contraceptives					
Oui		127	227	3,7	[1,5 ; 9,03]	<0,05
Non		6	40			
✓	Mauvaise perception des rôles des femmes					
Oui		42	236	0,06	[0,04 ; 0,10]	<0,05
Non		91	31			

Déterminants de la maternité précoce

Il ressort de ce tableau que la maternité précoce est associée ; au fait de ne pas être instruite (OR = 2,3 IC [1,02 ; 5,08] P<0,05), à la culture d'origine (OR=0,9 IC [0,3 ; 2,7] P>0,05), à la mauvaise intégration sociale (OR=22,6 IC [3,1 ; 166,3] P<0,05), pression pour avoir le premier rapport sexuel (OR=12,3 IC [3,8 ; 40,02] P<0,05), le manque de dialogue parents-enfants (OR=4,5 IC [1,9 ; 10,9] P<0,05), le manque de loisir (OR=5 IC [1,2 ; 21,9] P<0,05), le désir d'avoir les enfants (OR=1,3 IC [1,5 ; 9,03] P>0,05), la mauvaise perception des méthodes contraceptives (OR=3,7 IC [0,1 ; 0,6] P<0,05), mauvaise perception des rôles de femmes (OR=0,06 IC [0,04 ; 0,10] P<0,05).

III. DISCUSSION

L'étude porte sur les déterminants de la maternité précoce dans la ville de Kamina et plus précisément dans l'aire de santé Congo, cette étude s'est réalisée un échantillon de 400 femmes elle visait généralement à la contribution à l'amélioration de la santé de fille en Age de procéder, et spécifiquement l'étude visait à déterminer la prévalence de la maternité précoce au sein du quartier Congo dans la ville de Kamina ; et identifier les différents déterminants de la maternité précoce au sein de ce quartier. Et pour y parvenir il faut que nous précédions par une étude transversale de type analytique. Cela se justifierai par le faite que pour bien procéder à des associations il faut avoir déjà la prévalence de l'élément étudié, ce qui n'était pas le cas dans notre cas, d'où *Thierry Ancelle (2008)* dans son livre statistique épidémiologie indique que dans ces genres d'études il faut bien procéder par une étude transversale analytique, avec le calcul du

Rapport de prévalence, comme nous l'avons fait.

En rapport avec la taille de l'échantillon, nous avons procédé par un échantillonnage aléatoire systématique avec un pas de sondage calculé de I=2, cette démarche s'explique par le faite que nous avions répertoriée et/ou numéroté les femmes en maternité dans l'aire de santé à travers les données démographiques du centre de santé Congo. Ainsi, toute l'opération a été faite soigneusement à l'aire du Microsoft office Excel.

En effet, comme nous le révèle le tableau II 80% de femmes enquêtes sont mariés alors que 20% de femmes sont célibataires. Ceci peut être expliqué par le fait que notre milieu du travail, le quartier Congo est un milieu urbano-rural ou la grande part de la population mène une vie un peu pénible et où les filles ne sont pas correctement scolarisées, d'où elles sont prises au mariage le plus tôt possible, car dans cette même population 71,25% des sujets sont âge de 14 à 34 ans, alors que seulement 3,5% de sujets sont âgés de 55 à 74 ans (Tableau I). Nos résultats sont comparés aux résultats de **Meriam Elhaddari (2016)**, où la tranche d'âge 17 et 18 ans est la plus touchée avec un pourcentage de 89,3%. L'auteur explique que si l'âge moyen d'enquêtés est inférieur à 15ans, plus de 90% sont célibataires et si il est entre 16 et 18 ans : Environ 50% sont mariées et 50% sont célibataires.

Le tableau IV de nos résultats a indiqué que 44,75% de sujets ont un niveau d'étude secondaire, alors seulement 2,75% de sujets ont niveau d'étude universitaire. Et 53,13% d'entre elles sont mariées à des hommes de niveau d'étude secondaire, alors que seulement 7,5% des sujets étaient mariés à des hommes analphabètes (*Figure 1).*

L'étude nous a démontré que les femmes paucigestes sont les plus fréquentes dans l'étude avec 46,5%, alors que 24,75% de femme sont de grandes mlultigestes (*Tableau VIII*). Et 30,4% de femmes sont multipares, alors que 15,08% de femmes sont des grandes multipares (*Tableau IX).* Il sied aussi de signaler que 51,25% de femmes enquêtées ont 1 à 3 enfants en vie, alors que 3,75% de femmes n'ont pas d'enfant en vie (*Tableau X).* Toute

cette chaine de résultats reste directement fonction de nombre d'années que nos sujets ont dans le mariage, car dans notre étude il est noté que 67,5% de sujets ont 5 ans et plus dans le mariage, alors que 32,5% de sujets ont moins de 5 ans dans le mariage. Nos résultats sont comparables Nos résultats sont semblables aux résultats de **Haldre K. (2015),** qui dans son étude démontre une situation génésique des femmes enquêtées telles que ; les femmes pauci geste avaient une fréquence élevée dans l'étude soit 44%, alors que les femmes multipares en représentaient près de la moitié des femmes, soit n39%, et parmi celles-ci, la part importante, soit 44% ont 1 à 2 enfants en vie.

Ainsi, la maternité précoce reste expliquée par le résultat suivant ; 66,75% de mères avaient 18 ans et moins lors de leurs première grosse, alors que 33,25% de mères avaient plus de 18 ans à la première grossesse. Cette réalité s'accorde avec celle qui est générale selon laquelle, l' **OMS (2014)** estime à près de 16 millions d'adolescentes dans le monde, âgées entre 15 et 19 ans, et mettant des enfants au monde chaque année. Statistiquement, on estime qu'une adolescente sur cinq a déjà eu un enfant à l'âge de 18 ans. En d'autres termes, 2 millions de jeunes filles âgées de moins de 15 ans accouchent chaque année au monde. Il sied de signaler que 95 % de ces naissances ont lieu dans des pays à revenu faible ou moyen, plus précisément au sein des populations pauvres, peu instruites et rurales.

Cependant, selon le Tableau XVI 74% d'enfants au premier accouchement avaient un bon devenir, alors que 26% d'enfants avaient un mauvais dévié. Et aussi selon le *Tableau XVI* 80% de sujets mères avaient une bonne évolution, alors que 20% de sujets avaient une mauvaise évolution. Et cet Etat de chose est celui qui fait voir faussement aux gens que la maternité précoce n'a pas de problème, Oubliant que le 26% de mauvis devenir d'enfant est un problème pour la santé publique et que 20% de mère adolescentes avec une mauvaise évolution constituent tout un obstacle pour les acteurs de la santé de la mère et de l'enfant. Car il dit qu'un cas de décès maternel a tout un processus pour sa justification. Nos résultats sont de plus en plus parallèles aux publications de l'**OMS/UNFPA (2007)** d'après lesquelles la maternité précoce engendre des complications très négatives pour les enfants, les enfants nés de mères très jeunes ont des risques élevés de morbidité (soit 65%) et de mortalité (soit 45%).

Après ajustement du rapport de prévalence (RP), la maternité précoce est 2 fois (IC 95% [0,5 ; 1,9]) plus fréquent chez les femmes instruites que chez celles qui ne sont pas instruites, 1 fois (IC 95% [0,5 ; 2,2]) plus fréquent chez les filles influencées par la

culture d'origine que celles qui ne le sont pas, 15 fois (IC 95% [2,1 ; 102]) plus fréquent chez les femmes ayant une mauvaise intégration sociale que chez celles qui n'en ont pas, elle est 8 fois (IC 95% [2,6 ; 24,7]) plus fréquent chez les femmes ayant reçu une pression pour avoir le premier rapport sexuel, 3 (IC 95% [1,5 ; 6,9]) fois plus fréquent chez les femmes issues des familles avec manque de dialogue parent enfant, 3 fois (IC 95% [0,9 ; 13,7]) plus fréquent chez les femmes sans loisir que chez celles ayant de loisir, 1 fois (IC 95% [0,8 ; 1,8]) plus fréquent chez les femmes ayant le désir d'avoir les enfants que celles n'en ayant pas, 3 fois (IC 95% [1,3 ; 5,9]) plus fréquent chez les femmes ayant une mauvaise perception des méthodes contraceptives, et 0,2 fois (IC 95% [0,1 ; 0,3]) plus fréquent chez les femmes issues de familles où il y a une mauvaise perception des rôle de la femme que celles issues de familles n'ayant pas cette mauvaise perception. Par ailleurs l'organisme PAI démontre qu'au Pérou, le taux de grossesses précoces est près de six fois plus élevé chez les adolescentes issues des familles les plus pauvres par rapport aux adolescentes issues des familles les plus riches (**ONU, 2004**).

Il est finalement était réalisé dans notre étude que la maternité précoce est associée ; au fait de ne pas être instruite (OR = 2,3 IC [1,02 ; 5,08] P<0,05), à la culture d'origine (OR=0,9 IC [0,3 ; 2,7] P>0,05), à la mauvaise intégration sociale (OR=22,6 IC [3,1 ; 166,3] P<0,05), pression pour avoir le premier rapport sexuel (OR=12,3 IC [3,8 ; 40,02] P<0,05), le manque de dialogue parents-enfants (OR=4,5 IC [1,9 ; 10,9] P<0,05), le manque de loisir (OR=5 IC [1,2 ; 21,9] P<0,05), le désir d'avoir les enfants (OR=1,3 IC [1,5 ; 9,03] P>0,05), la mauvaise perception des méthodes contraceptives (OR=3,7 IC [0,1 ; 0,6] P<0,05), mauvaise perception des rôles de femmes (OR=0,06 IC [0,04 ; 0,10] P<0,05). Cependant, dans l'étude de **NZAOU BOUANGA (2013)**, une certaines association est établie entre la maternité précoce et certains déterminants pouvant être soit communautaire, individuel et aussi psychologique. C'est ainsi que selon cette étude il a été démontré que la Culture d'origine (OR=1,3 IC à 95 [1-2]), le Faible niveau d'étude (OR=3 IC à 95 [1-7]), la Mauvaise intégration sociale (OR=0,2 IC à 95 [0,01-0,7]) ainsi que le modernisme (OR=2 IC à 95 [1-4]) restent les déterminants pouvant donner lieu à la maternité précoce au sein des ménages du Tchad.

CONCLUSION

On estime à près de 16 millions d'adolescentes dans le monde, âgées entre 15 et 19 ans, et mettant des enfants au monde chaque année. Statistiquement, on estime qu'une adolescente sur cinq a déjà eu un enfant à l'âge de 18 ans. En d'autres termes, 2 millions de jeunes filles âgées de moins de 15 ans accouchent chaque année au monde. Il sied de signaler que 95 % de ces naissances ont lieu dans des pays à revenu faible ou moyen, plus précisément au sein des populations pauvres, peu instruites et rurales. Dans ces régions, les complications liées à la grossesse ou à l'accouchement sont l'une des principales causes de décès pour les adolescentes.

Or, l'OMS considère comme précoce, toute maternité survenue chez fille en pleine période de l'adolescence. l'adolescence est la période de l'évolution de l'individu de la puberté à l'âge adulte, elle est définit selon l'organisation mondiale de la santé par un âge inférieur ou égal à 19ans.

Cependant, une certaines association est établie entre la maternité précoce et certains déterminants pouvant être soit communautaire, individuel et aussi psychologique. C'est ainsi que selon l'étude de **NZAOU BOUANGA (2013),** il a été démontré que Culture d'origine (OR=1,3 IC à 95 [1-2]), le Faible niveau d'étude (OR=3 IC à 95 [1-7]), la Mauvaise intégration sociale (OR=0,2 IC à 95 [0,01-0,7]) ainsi que le modernisme (OR=2 IC à 95 [1-4]) restent les déterminants pouvant donner lieu à la maternité précoce au sein des ménages du Tchad.

Notre étude avait pour objectif de d'améliorer l'état de santé de la femme en âge de procréer, spécifiquement donc ; déterminer la prévalence de la maternité précoce au sein du quartier Congo dans la ville de Kamina ; identifier les différents déterminants de la maternité précoce au sein de ce quartier.

Il s'agissait d'une étude transversale analytique dont la collecte des données s'est effectuée sur base d'un questionnaire préétabli et paramétré sous format électronique dans l'outil ODK (Open data Kit) version 5.2.

L'étude a ainsi, enregistrée les résultats suivants ; 71,25% des sujets sont âge de 14 à 34 ans, alors que seulement 3,5% de sujets sont âgés de 55 à 74 ans. ; 80% de femmes enquêtes sont mariés alors que 20% de femmes sont célibataires ; 85,27% de sujets sont dans des couples monogamiques, alors que 14,73% de sujets sont dans des couples polygamiques. ; 44,75% de sujets ont un niveau d'étude secondaire, alors seulement 2,75% de sujets ont niveau d'étude universitaire ; 53,13% de sujets sont mariés à des hommes de niveau d'étude secondaire, alors que seulement 7,5% des sujets étaient mariés à des hommes analphabètes ; la tranche d'âge de 16 à 36 ans es la plus fréquente dans

notre étude avec 63,13%, alors que celle de 57 à 80 ans reste la moins fréquente dans l'étude ; 69,06% de maris ont une profession, alors que 30,94% de sujets sont sans profession ; 67,5% de sujets ont 5 ans et plus dans le mariage, alors que 32,5% de sujets ont moins de 5 ans dans le mariage ; les femmes paucigestes sont les plus fréquentes dans l'étude avec 46,5%, alors que 24,75% de femme sont de grandes mlultigestes ; 30,4% de femmes sont multipares, alors que 15,08% de femmes sont des grandes multipares ; 51,25% de femmes enquêtées ont 1 à 3 enfants en vie, alors que 3,75% de femmes n'ont pas d'enfant en vie ; 61,75% de femmes n'ont jamais connu d'avortements réalisé, alors que 0,25% de femmes en ont déjà connu 5 ; 66,75% de mères avaient 18 ans et moins lors de leurs première grosse, alors que 33,25% de mères avaient plus de 18 ans à la première grossesse ; 84,75% de femmes avaient réalisé des accouchements eutociques, alors que 15,25% de femmes avaient réalisées des accouchements Dystociques lors de la première naissance ; 85,5% de sujets avaient des enfants de 2500g et plus au premier accouchement, alors que 14,5% de sujets en avaient de moins de 2500g ; 74% d'enfants au premier accouchement avaient un bon devenir, alors que 26% d'enfants avaient un mauvais devenir ; 80% de sujets mères avaient une bonne évolution, alors que 20% de sujets avaient une mauvaise évolution.

En fin il reste à noter que la maternité précoce est associée ; au fait de ne pas être instruite (OR = 2,3 IC [1,02 ; 5,08] P<0,05), à la culture d'origine (OR=0,9 IC [0,3 ; 2,7] P>0,05), à la mauvaise intégration sociale (OR=22,6 IC [3,1 ; 166,3] P<0,05), pression pour avoir le premier rapport sexuel (OR=12,3 IC [3,8 ; 40,02] P<0,05), le manque de dialogue parents-enfants (OR=4,5 IC [1,9 ; 10,9] P<0,05), le manque de loisir (OR=5 IC [1,2 ; 21,9] P<0,05), le désir d'avoir les enfants (OR=1,3 IC [1,5 ; 9,03] P>0,05), la mauvaise perception des méthodes contraceptives (OR=3,7 IC [0,1 ; 0,6] P<0,05), mauvaise perception des rôles de femmes (OR=0,06 IC [0,04 ; 0,10] P<0,05).

SUGGESTIONS

Eu égard à ce qui précède, nous suggérons ce qui suit :

> *Aux autorités politico-administratives :*

✓ Mettre en place des mécanismes pouvant décourager la maternité précoce dans les ménages du quartier Congo en particulier et de toute la ville de Kamina en général ;

✓ Accompagner les prestataires dans leurs efforts visant à protéger les risques liés à la maternité précoce.

> *Aux autorités sanitaires :*

✓ Fournir une éducation sanitaire nécessaire pour le changement de comportement en rapport avec la maternité précoce ;

✓ Combattre surtout différents facteurs ou déterminants de cette maternité dans notre population.

> *A la population :*

✓ Adopter un bon comportement apporté par l'éducation pour la santé pour la bonne sécurité de la santé maternelle et infantile ;

✓ Avoir une perception de la situation de la maternité précoce en vue d'en faire la lutte.

> *Aux chercheurs* ;

✓ Mener les études en rapport avec la maternité précoce et ses différents déterminants, en abordant les points non touchés dans celle-ci ;

REFERENCES

ALBERTO KONICHECKIS. Grossesse adolescente, aire culture let tissage des liens précoces. Adolescence, SERBIES 2006, 24, 1, 175-188. INIST, CNRS.

Alladatin, J. (2016). « Entre perpétuation et rupture des transmissions entre générations : la dynamique des parcours d'entrée dans la vie adulte dans la ville de Cotonou au Bénin». *Revue Jeunes et Société*, 1(1), 25-39. Récupéré le 27 mai 2021 de : http://rjs.inrs.ca/index.php/rjs/article/view/59/29

Bado, A. (2007). *Déterminants de la fécondité des adolescentes au Burkina Faso : Approche par les variables intermédiaires*. Mémoire de DESSD. IFORD, Cameroun. Disponible sur : http://www.lafia.info/IMG/pdf/memoire_bado-aristide.pdf

Baranon, D. (2015). *Non-utilisation des méthodes modernes de contraception chez les femmes sexuellement actives dans la commune de Tchaourou*. Mémoire de licence non publié, École Nationale de Statistique, de Planification et de Démographie de l'Université de Parakou, Bénin.

Bénin, Institut National de la Statistique et de l'Analyse Économique (2013). *Enquête Démographique et de Santé du Bénin 2011-2012*. Bénin : Institut National de la Statistique et de l'Analyse Économique. Disponible sur : http://www.insae-bj.org/enquete-demographique.html?file=files/enquetes-recensements/eds/EDS_2012_Rapport_final-11-15-2013.pdf

Beucher, G., Grossetti, E., Simonet, T. (2011). Anémie par carence martiale et grossesse. Prévention et traitement. Journal de Gynécologie Obstétrique et Biologie de la Reproduction.

CARLES.G, JACQULEIN.X, RAYNAL.P, BERTCH.M, ZOCCARATTO.M.M. Grossesse et accouchement chez les adolescentes de moins de 16ans:Etude de 150 Cas en Guyane Française. Journal de gynéco-obstétrique et biologie de reproduction. Volume 27, N°5. Septembre 1998. P :508.

CREATSAS.G, MICHALAS.S, TERZAKIS.E, KASKARELIS.D Grossesse chez l'adolescente. Gynecologie, 1980, 31:343-345.

Diop, N.-J. (2016). « La dynamique de la fécondité des adolescentes au Sénégal ». *African Population Studies,* 9 (1), 15. Disponible sur : http://aps.journals.ac.za/pub/article/download/412/370

Fall, S. (2015). « Les facteurs de la contraception au Sénégal au tournant du siècle : Analyse des données de l'enquête démographique et de santé de 2015 (EDS-III) ». *La Planification*

familiale en Afrique, Documents d'analyse, n° 2. GRIPPS.

Fall, S. et Ngom, P. (2016). *Baisse de la fécondité en Afrique francophone : Tendance récentes et futures*. Disponible sur : http://www.un.org/esa/population/publications/prospectsdecline/fallngom.pdf

Faucher, P., Dapp, S. et al. (2002). Maternité à l'adolescence: analyse obstétricale et revue de l'influence des facteurs culturels, socio-économiques et psychologiques à partir d'une étude rétrospective de 62 dossiers. Gynécologie, Obstétrique & Fertilité. pp. 944-952.

GALLAIS.A, ROBBILLARD.P.Y, NUISSIER.E, CUITASSIER .T, JANKY.E Adolescence et maternité en Guadeloupe : à propos de 184 observations. Journal de gynéco-obstétrique et biologie de reproduction, 2016,25 :523-527.

Haldre, K., Karro, H. et ali. (2005). Impact of rapid socio-economic changes on teenage pregnancies in Estonia during 1992-2001. Acta Obstetrica Gynecolo Scand, 2015 (84), pp. 425-431.

KAREN MARY, CHERY MFINDLAY, JAN YEVESFRAPPIER. La grossesse à l'adolescence. Pediatrics ChildHealth2006. 11(4) ; 247-250. N° de référence : AH06-02.

Leridon, H. (2015, juillet-août). « Afrique subsaharienne : une transition démographique explosive ». *Revue Futuribles, 1 (407)*, 5-21. Disponible sur : http://piketty.pse.ens.fr/files/Leridon2015.pdf

Locoh, T. (2002). *Structures familiales et évolutions de la fécondité dans les pays à fécondité intermédiaire de l'Afrique de l'Ouest*. Paris : Institut National d'Etudes Démographiques. Disponible sur : http://www.un.org/esa/population/publications/comp.

Locoh, T., Makdessi, Y. et Vallin, J. (dir.) (1996). « Politiques de population et baisse de la fécondité en Afrique subsaharienne ». *Les dossiers du CEPED, n° 44*. Paris : Centre Français sur la Population et le Développement. Disponible sur : http://www.ceped.org/cdrom/integral_publication_1988_2002/dossier/pdf/dossiers_cpd_44.p

M.BELKHERI, S.NADOU, D.ZIAN, A.LAKHDAR, A.CHAOUI. Grossesse et accouchement chez l'adolescente. Les cahiers du médecin. Tome VII, n°77. Novembre 2004.

MITH.GC,PELL.JP.
Teenage pregnancy and risk of adverse perinatal outcomes associated with first and second births/population based retrospective cohort study. BMJ 2001 Sept, 1:323(7311):476.

N.SEINCE,I PHARISIEN, et M.UZANE. La grossesse et l'accouchement de l'adolescente. Encyclopédie médicale et chirurgicale. Gynécologie 167-A-10, 2000,6P.

ORGANISATION MONDIALE DE LA SANTE. Retarder les naissances. Journée mondiale de la santé.Avril 1998.

PHIPPS.MG, SOWERS.M. Definingearly adolescent childbearing. Am.J. Public health 2002 Jan, 92(1): 125.

Pourchez, L., Dupe, S. (2011). Les grossesses précoces chez les mineures à la Réunion. Infos Réunion, ARS Océan Indien, n°21, pp. 1-7.

Rwenge, M. (1999). « Facteurs contextuels affectant les comportements sexuels des jeunes en milieu urbain camerounais : cas de la ville de Bamenda ». Rapport d'étude n° 40 UEPA. Dakar. Disponible sur : http://www.bioline.org.br/request?uaps99040

Sodegadji, R. (2015). *Analyse différentielle de la fécondité dans la commune de Tchaourou.* Mémoire de licence non publié, École Nationale de Statistique, de Planification et de Démographie de l'Université de Parakou, Bénin.

ANNEXES

Sujet : DETERMINANTS DE LA MATERNITE PRECOCE

(Etude menée au quartier Congo)

I. CARACTERISTIQUES SOCIODEMOGRAPHIQUES

1. Age du sujet

............ans

2. Statut matrimonial du sujet

a. Célibataire

b. Mariée

3. Si en mariage, type de couple

a. Monogamique

b. Polygamique

4. Niveau d'instruction

a. Instruite

b. Non instruite

5. Niveau d'instruction du mari

a. Instruit

b. Non instruit

6. Age du mari

............ans

7. Profession du mari

a. Avec profession

b. Sans profession

8. Ancienneté dans le mariage

a. Inférieure à 5 ans

b. 5 ans et plus

II. Formule obstétricale (caractère génésique) de la mère

9. Gestité

a. Primigeste (1 fois)

b. Paucigeste (2 à 3 fois)

c. Miltigeste (4 à 6 fois)

d. Grande multigeste (7 fois et plus)

10. Parité

e. Primipare (1 fois)

a. Paucipares (2 à 3 fois)

b. Miltipares (4 à 6 fois)

c. Grande multipare (7 fois et plus)

11. Nombres d'enfants vivants

............enfants

12. Nombre d'avortements

............Avortements

Déterminants de la maternité précoce

III. DETERMINANTDE LA MATERNITES PRECOCE

VARIABLES	REPONSES	
A. Connaissance sur la maternité précoce	Oui	Non
B. Raison d'être marié		
➤ Si oui, elle s'est conformée à la culture d'origine	Oui	Non
➤ si oui, elle a un faible niveau d'étude	Oui	Non
➤ Si oui, elle a connu une mauvaise intégration sociale (modernisme)	Oui	Non
➤ Si oui, elle était sous Pression pour avoir les rapports sexuels précoces	Oui	Non
➤ Si oui, c'est suite au Manque de dialogue parent- enfant (manque d'éducation)	Oui	Non
➤ Si oui, c'est à cause de la promiscuité	Oui	Non
➤ Si oui, elle a été violée	Oui	Non
➤ Si oui, c'est par manque d'éducation (abus sexuel)	Oui	Non
➤ Si oui ; elle cherchait un statut social	Oui	Non
➤ Si oui, elle désirait la grossesse (désire d'enfant)	Oui	Non
➤ Si oui, c'est par manque de loisir	Oui	Non
➤ Si oui, c'est par une mauvaise perception des méthodes contraceptives	Oui	Non
➤ Si oui, c'est par perception des rôles de la femme dans le mariage	Oui	Non

Nom et signature de l'enquêteur

Déterminants de la maternité précoce

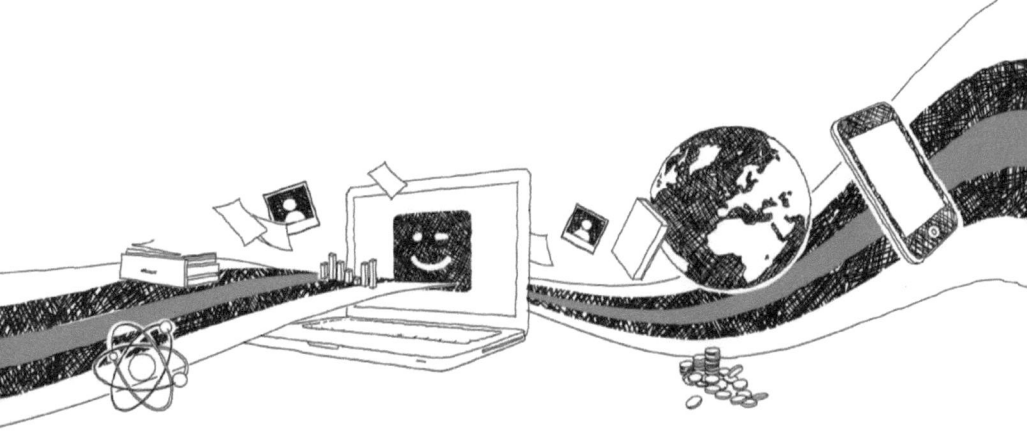
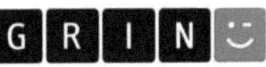